Hypnose ist die Summe aller manipulativen
Maßnahmen zur Erreichung eines bestimmten Ziels

Sven Frank

Die Kunst der hypnotischen Kommunikation

Wie man Worte nutzt, um andere zu beeinflussen

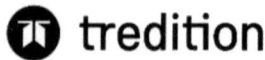

© 2023 Sven Frank
Umschlag, Illustration: Tredition GmbH
Lektorat: Sven Frank

Druck und Distribution im Auftrag des Autors:
tredition GmbH, Heinz-Beusen-Stieg 5, D-22926
Ahrensburg

ISBN
Paperback   978-3-384-02510-4
Hardcover   978-3-384-02511-1
e-Book   978-3-384-02512-8

Inhaltsverzeichnis

Einführung: Die Macht der hypnotischen Kommunikation

Hypnotische Kommunikation ist eine faszinierende Technik, die es uns ermöglicht, andere Menschen auf einer tiefen, unbewussten Ebene zu beeinflussen. Sie basiert auf den Prinzipien der Hypnose und der Sprachmuster, die gezielt eingesetzt werden, um das Unterbewusstsein einer Person zu erreichen.

Die hypnotische Kommunikation zielt darauf ab, den Geist eines Menschen so zu beeinflussen, dass er bestimmte Verhaltensweisen, Glaubenssätze oder Überzeugungen annimmt. Sie kann eingesetzt werden, um unerwünschte Angewohnheiten zu ändern, Ängste zu überwinden oder das Selbstvertrauen zu stärken.

Ein wichtiger Bestandteil der hypnotischen Kommunikation sind Sprachmuster wie Suggestionen, Metaphern und positive Verstärkung. Durch geschickt platzierte Sätze und Worte kann der Kommunikator das

Unterbewusstsein des Empfängers erreichen und dessen Denkmuster neu programmieren.

Ein Beispiel für eine hypnotische Suggestion könnte sein: "Du wirst in der Lage sein, mit Leichtigkeit mit anderen Menschen zu kommunizieren und dich dabei selbstbewusst und sicher zu fühlen." Diese Suggestion zielt darauf ab, das Verhaltensmuster der Person zu ändern, indem sie ihr Selbstvertrauen und ihre Fähigkeit zur zwischenmenschlichen Kommunikation stärkt.

Metaphern sind ein weiteres Instrument der hypnotischen Kommunikation. Sie dienen dazu, komplexe Konzepte verständlich zu machen und das Unterbewusstsein auf einer emotionalen Ebene anzusprechen. Ein hypnotischer Kommunikator könnte beispielsweise die Metapher einer blühenden Blume verwenden, um die Vorstellung von persönlichem Wachstum und Transformation zu vermitteln.

Positive Verstärkung ist ebenfalls ein wichtiger Bestandteil der hypnotischen Kommunikation.

Durch Lob, Anerkennung und Ermutigung kann der Kommunikator das Verhalten der Person verstärken und motivieren, gewünschte Veränderungen herbeizuführen.

Es ist wichtig anzumerken, dass hypnotische Kommunikation mit ethischen Grundsätzen einhergehen sollte. Sie sollte nur zum Wohl des Einzelnen und niemals zur Manipulation oder Kontrolle eingesetzt werden. Ein erfahrener hypnotischer Kommunikator sollte sich stets des Verantwortungsbewusstseins bewusst sein und auf die Zustimmung und das Wohl des Empfängers achten.

Insgesamt ist hypnotische Kommunikation eine mächtige Technik, um positive Veränderungen in unserem Leben herbeizuführen. Indem wir das Unterbewusstsein gezielt ansprechen und beeinflussen, können wir alte Muster durchbrechen und neue Wege des Denkens und Handelns erschließen. Es ist eine Möglichkeit, uns selbst und anderen zu helfen, ihr volles Potenzial zu entfalten und ein erfülltes Leben zu führen.

Kapitel 1: Grundlagen der hypnotischen Kommunikation

- Was ist hypnotische Kommunikation?

Hypnotische Kommunikation bezieht sich auf den Einsatz von spezifischen Techniken und Sprachmustern, um das Unterbewusstsein einer Person zu erreichen und sie auf einer tieferen Ebene zu beeinflussen. Dabei werden Prinzipien der Hypnose und Sprachverwendung kombiniert, um gewünschte Veränderungen im Denken, Verhalten oder den Glaubenssätzen einer Person herbeizuführen.

Der Kommunikator nutzt dabei wie gesagt verschiedene Mittel wie Suggestionen, Metaphern und positive Verstärkung, um die gewünschten Effekte zu erzielen. Durch geschickt platzierte Sätze und Worte wird das Unterbewusstsein angesprochen und kann dazu motiviert werden, neue Denkmuster oder Verhaltensweisen anzunehmen.

Suggestionen sind eine zentrale Technik der hypnotischen Kommunikation. Sie beinhalten positive Aussagen oder Anweisungen, die darauf abzielen, das Unterbewusstsein in eine bestimmte Richtung zu lenken. Zum Beispiel könnte eine Suggestion lauten: "Sie fühlen sich ruhig und gelassen, wenn Sie vor anderen Menschen sprechen." Diese Suggestion soll das Selbstvertrauen im öffentlichen Reden stärken.

Metaphern werden oft ebenfalls verwendet, um das Unterbewusstsein auf einer emotionalen Ebene anzusprechen. Sie helfen dabei, komplexe Konzepte oder Ideen verständlich zu machen und können starke Bilder oder Vorstellungen erzeugen. Zum Beispiel könnte eine Metapher verwendet werden, wie: "Stellen Sie sich vor, Sie sind ein Adler, der über den Wolken gleitet und die Freiheit spürt." Hierdurch wird die Vorstellung von Freiheit und Selbstbestimmung hervorgerufen.

Positive Verstärkung ist ein weiteres Werkzeug der hypnotischen Kommunikation. Durch Lob, Ermutigung und Anerkennung können gewünschte Verhaltensweisen oder Denkmuster verstärkt werden. Dies kann helfen, Motivation und Selbstvertrauen aufzubauen und die gewünschten Veränderungen zu unterstützen.

Es sei jedoch nochmals darauf hingewiesen, dass hypnotische Kommunikation mit ethischem Bewusstsein und Verantwortung eingesetzt werden sollte. Sie darf niemals zur Manipulation oder Kontrolle verwendet werden und sollte immer im besten Interesse aller Beteiligten liegen. Ein erfahrener hypnotischer Kommunikator sollte stets die Zustimmung und das Wohl des Empfängers achten.

Zusammenfassend lässt sich sagen, dass hypnotische Kommunikation eine Methode ist, das Unterbewusstsein einer Person zu beeinflussen, um gewünschte Veränderungen herbeizuführen. Durch den gezielten Einsatz von Suggestionen, Metaphern und positiver Verstärkung können neue Denkmuster, Verhaltensweisen oder Glaubenssätze etabliert werden, um persönliches Wachstum und Entwicklung zu fördern.

- Die Prinzipien hinter der hypnotischen Sprache

Die hypnotische Sprache basiert auf bestimmten Prinzipien, um das Unterbewusstsein einer Person effektiv zu beeinflussen. Hier sind einige der wichtigsten Prinzipien hinter der hypnotischen Sprache:

Die Verwendung positiver Sprache: In der hypnotischen Sprache wird positive und wohlwollende Sprache verwendet, um eine positive und unterstützende Atmosphäre zu schaffen. Negative Begriffe oder Verneinungen werden vermieden, da sie das Unterbewusstsein verwirren und den gewünschten Effekt beeinträchtigen können.

Fokus auf Lösungen: Statt sich auf Probleme oder Hindernisse zu konzentrieren, legt die hypnotische Sprache den Fokus auf Lösungen und Möglichkeiten. Dies fördert ein positives Denken und schafft Raum für Veränderungen auf einer tieferen Ebene.

Suggestionen: Suggestionen sind eine wichtige Technik in der hypnotischen Sprache. Durch geschickt platzierte Sätze werden positive und unterstützende Gedanken oder Verhaltensweisen in das Unterbewusstsein eingepflanzt. Die Suggestionen sollten klar, prägnant und leicht verständlich sein, um ihre volle Wirkung zu entfalten.

Metaphern und Geschichten: Metaphern und Geschichten sind effektive Mittel, um das Unterbewusstsein anzusprechen und emotionale Verbindungen herzustellen. Sie helfen dabei, komplexe Ideen auf verständliche und einprägsame Weise zu vermitteln und lösen oft starke Reaktionen oder Visualisierungen im Geist des Hörers aus.

Verwendung von Trance-induzierenden Sprachmustern: Trance-induzierende Sprachmuster werden verwendet, um einen Zustand der erhöhten Aufmerksamkeit und Offenheit für hypnotische Suggestionen zu erzeugen. Dazu gehören zum Beispiel rhythmische Sprachmuster, Wiederholungen oder der Einsatz von sanften Stimmenmodulationen.

<u>Nutzung von positiver Verstärkung:</u> Positive Verstärkung wird eingesetzt, um gewünschte Verhaltensweisen oder Denkmuster zu verstärken und zu festigen. Durch Lob, Anerkennung und Ermutigung wird das Unterbewusstsein motiviert, diese neuen Muster weiterhin anzunehmen und umzusetzen.

Es ist wichtig anzumerken, dass die hypnotische Sprache immer verantwortungsbewusst und mit Zustimmung verwendet werden sollte. Die ethische Anwendung dieser Prinzipien ist von grundlegender Bedeutung, um das Wohl und die Autonomie der beteiligten Personen zu gewährleisten.

Die hypnotische Sprache ist eine erstaunliche Technik, um tiefgreifende Veränderungen auf einer unbewussten Ebene zu bewirken. Sie ermöglicht es uns, das volle Potenzial unseres Geistes zu nutzen und positive Transformationen in unserem Denken, Verhalten und unseren Glaubenssätzen zu erreichen.

- Die Wirkung von Wörtern und Suggestionen

Lassen Sie uns genauer untersuchen, wie Worte und Suggestionen in der Kommunikation wirken können.

Der Einsatz von Wörtern und Suggestionen in der Kommunikation spielt eine entscheidende Rolle, um das Unterbewusstsein einer Person zu beeinflussen und Veränderungen auf einer tieferen Ebene herbeizuführen. Hier sind einige Aspekte, wie Worte und Suggestionen in der Kommunikation wirken können:

1. Die Kraft der Sprache: Worte haben eine immense Kraft, da sie Gedanken und Vorstellungen in unseren Köpfen erzeugen können. Bestimmte Worte können positive Emotionen, Erinnerungen oder Assoziationen hervorrufen, während andere negative Gefühle oder Blockaden auslösen können. Die bewusste Auswahl der richtigen Worte kann einen großen Einfluss auf die Wahrnehmung und das Denken einer Person haben.

2. Der Klang und die Tonlage der Worte: Der Klang und die Tonlage der Worte können ebenfalls eine wichtige Rolle spielen. Eine sanfte und beruhigende Stimme kann Entspannung und Gelassenheit vermitteln, während eine energische Stimme Motivation und Enthusiasmus hervorrufen kann. Die Art und Weise, wie Worte ausgesprochen werden, kann dazu beitragen, die Aufmerksamkeit zu fesseln und gezielt auf das Unterbewusstsein zu wirken.

3. Die Macht der Suggestionen: Suggestionen sind Anweisungen oder Botschaften, die direkt oder indirekt im Unterbewusstsein verankert werden sollen. Sie sollten positiv formuliert und klar verständlich sein, um optimal zu wirken. Beispiele für positive Suggestionen könnten sein: "Du bist ruhig und gelassen in herausfordernden Situationen" oder "Du bist in der Lage, Hindernisse erfolgreich zu überwinden". Durch wiederholte und gezielte Suggestionen kann das Unterbewusstsein angeregt werden, neue Glaubenssätze oder Verhaltensmuster anzunehmen.

4. Die Kraft der Visualisierung: Durch die Verwendung von bildhaften Worten können Menschen dazu angeregt werden, positive Bilder in ihrem Geist zu erzeugen. Diese Bilder können das Unterbewusstsein direkt beeinflussen und positive Gefühle oder Veränderungen bewirken. Indem man detaillierte Beschreibungen von gewünschten Situationen oder Zielen gibt, kann die Kraft der Visualisierung genutzt werden, um das gewünschte Ergebnis zu verstärken.

5. Metaphern und Geschichten: Metaphern und Geschichten sind wirksame Mittel, um komplexe Ideen oder Konzepte verständlich zu machen und eine tiefere Verbindung mit dem Unterbewusstsein herzustellen. Durch die Verwendung von bildhaften Erzählungen können Gefühle und Vorstellungen geweckt werden, die das Unterbewusstsein auf einer emotionalen Ebene ansprechen. Metaphern und Geschichten können einprägsam sein und ein tieferes Verständnis oder eine schnelle Veränderung bewirken.

Es ist jedoch wichtig anzumerken, dass die Wirkung von Worten und Suggestionen von Person zu Person unterschiedlich sein kann und auch vom Kontext und der individuellen Reaktion abhängt. Darüber hinaus ist es von entscheidender Bedeutung, die Einwilligung und das Wohl der beteiligten Personen zu respektieren und ethische Grundsätze zu beachten, um sicherzustellen, dass die Kommunikation in einem positiven und unterstützenden Rahmen stattfindet.

Insgesamt können Worte und Suggestionen in der Kommunikation eine kraftvolle Wirkung haben, um das Unterbewusstsein zu erreichen und Veränderungen auf einer tieferen Ebene herbeizuführen. Durch bewussten Einsatz von Sprache, Suggestionen und bildhafter Kommunikation können wir positive Veränderungen in unseren Gedanken, Verhaltensweisen und Glaubenssätzen herbeiführen und unser volles Potenzial entfalten.

Kapitel 2: Die hypnotische Sprache beherrschen

- Die richtige Tonlage und Betonung

In diesem Kapitel kommen wir zu den Prinzipien der richtigen Betonung und Tonlage im Rahmen der hypnotischen Kommunikation.

Die Betonung und Tonlage der Sprache sind von großer Bedeutung, wenn es darum geht, das Unterbewusstsein einer Person zu erreichen und eine tiefere Wirkung zu erzielen. Hier sind einige Prinzipien, die in der hypnotischen Kommunikation angewendet werden:

1. Ruhige und beruhigende Stimme: Eine ruhige und beruhigende Stimme ist entscheidend, um Entspannung und Gelassenheit zu vermitteln. Eine langsame und gleichmäßige Sprechweise kann helfen, den Geist zu beruhigen und das Unterbewusstsein für hypnotische Suggestionen zu öffnen.

2. Variation der Tonlage: Eine Variation der Tonlage kann die Aufmerksamkeit des Zuhörers fesseln und das Unterbewusstsein ansprechen. Durch das bewusste Wechseln zwischen hohen und tiefen Tönen, laut und leise, kann eine interessante und ansprechende rhythmische Qualität erzeugt werden.

3. Hervorhebung wichtiger Worte: Durch die Betonung bestimmter Worte oder Phrasen können diese im Unterbewusstsein hervortreten und eine tiefere Bedeutung erhalten. Indem wichtige Worte verstärkt oder langsamer ausgesprochen werden, wird ihre Wichtigkeit und Relevanz betont.

4. Geschwindigkeit der Sprache: Die Geschwindigkeit des Sprechens kann ebenfalls eine Wirkung haben. Eine langsamere und ruhigere Sprechweise kann Entspannung und Konzentration fördern, während eine schnellere Sprechweise Energieniveaus erhöhen oder den Fokus auf bestimmte Aspekte lenken kann.

5. Tempowechsel: Durch das bewusste Wechseln des Tempos können bestimmte Worte oder Sätze hervorgehoben und betont werden. Ein fließendes Tempo kann den Hörer in einen tranceähnlichen Zustand versetzen, während plötzliche Verlangsamungen oder Pausen Effekte verstärken können.

6. Vermeidung von Überbetonung oder Überdramatisierung: Obwohl Betonung und Tonlage wichtig sind, ist es auch wichtig, Überbetonung oder Überdramatisierung zu vermeiden. Eine natürliche und authentische Sprache, die mit Gefühl und Absicht eingesetzt wird, ist ein wesentlicher Bestandteil einer effektiven hypnotischen Kommunikation.

Es ist jedoch wichtig anzumerken, dass Klang und Betonung auch kulturell bedingt sind und in verschiedenen Kulturen unterschiedlich wahrgenommen werden können. Es ist entscheidend, die individuelle Reaktion und Vorlieben des Empfängers zu berücksichtigen und sich an ihre Bedürfnisse anzupassen.

Insgesamt spielen Betonung und Tonlage eine wichtige Rolle in der hypnotischen Kommunikation, um das Unterbewusstsein zu beeinflussen und eine tiefere Wirkung zu erzielen. Durch eine ruhige, beruhigende Stimme, Variation der Tonlage, Hervorhebung wichtiger Worte, sorgfältiges Tempowechsel und Vermeidung von Überbetonung oder Überdramatisierung kann eine effektive und kraftvolle hypnotische Kommunikation erreicht werden.

- Verwendung von Sprachmodifikatoren

Sprachmodifikationen sind Veränderungen in der Art und Weise, wie wir sprechen, um eine bestimmte Wirkung zu erzielen. Im Kontext der hypnotischen Kommunikation beziehen sich Sprachmodifikationen auf Techniken, bei denen die Sprache bewusst angepasst wird, um das Unterbewusstsein einer Person zu beeinflussen. Hier sind einige gängige Sprachmodifikationen, die im Rahmen der hypnotischen Kommunikation verwendet werden:

1. Rhythmische Sprachmuster: Durch die Verwendung von rhythmischen Sprachmustern kann ein hypnotischer Effekt erzielt werden. Dies beinhaltet das Schaffen eines gleichmäßigen und melodischen Tempos oder das Wiederholen bestimmter Worte oder Phrasen in einem bestimmten Rhythmus. Rhythmische Sprachmuster können den Hörer in einen entspannten und fokussierten Zustand versetzen.

2. Wiederholungen: Wiederholungen sind eine wichtige Technik in der hypnotischen

Kommunikation. Durch die bewusste Wiederholung bestimmter Worte oder Phrasen wird deren Bedeutung verstärkt und im Unterbewusstsein verankert. Wiederholungen helfen auch dabei, Aufmerksamkeit und Konzentration auf bestimmte Botschaften zu lenken.

3. Ankerworte: Ankerworte sind Wörter oder Ausdrücke, die eine spezifische emotionale Reaktion oder Erfahrung hervorrufen. Im Rahmen der hypnotischen Kommunikation können Ankerworte verwendet werden, um positive Emotionen zu verstärken oder negative Emotionen umzukehren. Beispielsweise kann das Wort "Entspannung" als Ankerwort verwendet werden, um Entspannungszustände im Unterbewusstsein zu verankern.

4. Implizite Suggestionen: Implizite Suggestionen sind subtile Hinweise oder Anweisungen, die nicht direkt ausgesprochen werden, sondern implizit vermittelt werden. Diese Art der Suggestion nutzt subtile Sprachmuster, um das Unterbewusstsein zu beeinflussen, ohne dass der Hörer sich dessen bewusst ist. Durch die Verwendung von impliziten Suggestionen

können neue Denkmuster oder Verhaltensweisen auf unbewusster Ebene eingeführt werden.

5. Reframing und Umdeutung: Reframing- und Umdeutungstechniken beinhalten die bewusste Interpretation von Situationen oder Ereignissen auf eine bestimmte Art und Weise. Durch das geschickte Rahmen oder Umdeuten von Aussagen können neue Perspektiven oder Möglichkeiten im Unterbewusstsein erzeugt werden. Dies kann zur Förderung von Veränderung oder Wachstum genutzt werden.

Grundsätzlich können Sprachmodifikationen in der hypnotischen Kommunikation verwendet werden, um das Unterbewusstsein zu beeinflussen und gezielte Veränderungen herbeizuführen. Durch rhythmische Sprachmuster, Wiederholungen, Ankerworte, implizite Suggestionen und Framing-Techniken können neue Denk- und Verhaltensweisen im Unterbewusstsein verankert werden. Es ist jedoch ratsam, Hypnose von einem qualifizierten Fachmann durchführen zu lassen, da Fachkenntnisse und Erfahrung erforderlich sind, um effektive und sichere Ergebnisse zu erzielen.

- Indirekte Suggestionen und Metaphern

Indirekte Suggestionen sind eine Form der Kommunikation, bei der Suggestionen auf subtile Weise vermittelt werden, ohne direkt ausgesprochen zu werden. Anstatt eine Suggestion direkt zu formulieren, verwendet man indirekte Anweisungen, um das Unterbewusstsein einer Person zu beeinflussen. Indirekte Suggestionen können als eine sanftere und weniger direkte Form der Beeinflussung angesehen werden, da sie das kritische Denken umgehen und das Unterbewusstsein auf subtilere Weise ansprechen.

Metaphern sind bildhafte Sprachmuster, bei denen ein Begriff oder eine Idee mit etwas anderem verglichen wird, um eine tiefere Bedeutung oder Verständnis zu vermitteln. Metaphern können verwendet werden, um komplexe oder abstrakte Konzepte leichter verständlich zu machen und emotionale Reaktionen zu wecken.

Im Rahmen der hypnotischen Kommunikation werden indirekte Suggestionen und Metaphern häufig eingesetzt, um das Unterbewusstsein zu beeinflussen und gewünschte Veränderungen herbeizuführen. Hier sind einige Beispiele, wie sie verwendet werden:

1. Indirekte Suggestionen: Anstatt eine direkte Anweisung zu geben, könnten indirekte Suggestionen verwendet werden, um das Unterbewusstsein zu beeinflussen. Zum Beispiel könnte man sagen: "Es gibt viele Möglichkeiten, wie du dich entspannen kannst", was impliziert, dass Entspannung möglich und wünschenswert ist, ohne direkt dazu aufzufordern.

2. Metaphern: Metaphern können verwendet werden, um Botschaften und Suggestionen auf eine kraftvolle und zugängliche Weise zu vermitteln. Zum Beispiel könnte man sagen: "Stell dir vor, du bist eine Blume, die sich langsam aus der Erde in Richtung Sonne streckt, während sich deine Ängste und Sorgen wie Nebel auflösen." Diese Metapher vermittelt das Bild von Wachstum, Stärke und Transformation.

3. Geschichten: Geschichten sind eine weitere Form der indirekten Suggestion und Metapher. Durch das Erzählen von Geschichten können

tiefe emotionale Reaktionen und Lernerfahrungen hervorgerufen werden. Durch das Einbeziehen von symbolischen Figuren oder Situationen können bestimmte Botschaften oder Veränderungen vermittelt werden.

4. Verwendung von Analogien: Durch den Einsatz von Analogien können komplexe Ideen oder Konzepte auf verständliche Weise erklärt werden. Zum Beispiel könnte man sagen: "Stell dir vor, du bist wie ein Computer. Manchmal müssen wir die alten Programme löschen und neue, verbesserte Programme installieren, um optimale Leistung zu erreichen." Diese Analogie vermittelt die Idee der Veränderung und des Wachstums.

Indirekte Suggestionen und Metaphern ermöglichen es, das Unterbewusstsein auf subtilere und kreative Weise anzusprechen. Sie helfen dabei, das kritische Denken zu umgehen und emotionale Reaktionen oder Veränderungen auf einer tieferen Ebene herbeizuführen. Es ist jedoch wichtig, dass indirekte Suggestionen und Metaphern sorgfältig und ethisch

eingesetzt werden, um das Wohl und die Einwilligung der beteiligten Personen zu respektieren.

Kapitel 3: Körpersprache und nonverbale Kommunikation

- Die Kraft der nonverbalen Signale

Die Kraft nonverbaler Signale im Rahmen der hypnotischen Kommunikation sollte nicht unterschätzt werden. Nonverbale Signale beziehen sich auf die Körpersprache, Mimik, Gestik und andere nonverbale Ausdrucksformen, die in einer Kommunikation auftreten. Hier sind einige wichtige nonverbale Signale, die im Rahmen von Gesprächen eine Rolle spielen können:

- Blickkontakt: Blickkontakt ist ein entscheidendes nonverbales Signal. Es zeigt Interesse, Aufmerksamkeit und Verbindung mit der anderen Person. Im Rahmen der hypnotischen Kommunikation kann bewusster und intermittierender Blickkontakt eingesetzt werden, um Vertrauen aufzubauen und den Fokus zu lenken.

- Körperhaltung: Die Körperhaltung kann viel über die innere Einstellung und den

Zustand einer Person aussagen. Eine aufrechte und offene Körperhaltung signalisiert Selbstvertrauen und Offenheit. Im hypnotischen Kontext kann eine entspannte Körperhaltung eine Atmosphäre der Entspannung und des Vertrauens schaffen.

- Gestik: Bewusste Gesten können verwendet werden, um bestimmte Botschaften zu verstärken oder zu unterstützen. Beispielsweise kann das Ausstrecken der Handflächen nach oben positive und empfängliche Energie signalisieren. Es ist wichtig, Gesten subtil einzusetzen, um nicht ablenkend zu wirken.

- Mikrobewegungen: Mikrobewegungen sind feine Bewegungen des Körpers wie leichtes Nicken oder Kopfdrehen. Sie können verwendet werden, um Zustimmung oder Verständnis zu signalisieren. Hypnotische Kommunikation nutzt oft Mikrobewegungen, um Botschaften zu verstärken und die Aufmerksamkeit auf bestimmte Punkte zu lenken.

- Atmung: Die Atmung kann ein nützliches nonverbales Signal sein, um

Entspannung und Fokussierung zu fördern. Langsame und tiefe Atemzüge können den Hörer in einen entspannten Zustand versetzen und die hypnotische Erfahrung vertiefen.

- Mimik: Die Mimik des Gesichts ist ein starkes nonverbales Signal, das Emotionen und innere Zustände widerspiegelt. Durch bewusste Regulierung der Mimik kann der Gesprächsführer bestimmte emotionale Zustände erzeugen oder verstärken.

- Tonlage und Stimme: Obwohl sie nicht nonverbal sind, spielen Tonlage und Stimme ebenfalls eine wichtige Rolle in der hypnotischen Kommunikation. Eine ruhige, tiefe und sanfte Stimme kann zur Entspannung und Fokussierung beitragen.

Diese Liste gibt einen Überblick über wichtige nonverbale Signale, die im Rahmen von Gesprächen und insbesondere in der hypnotischen Kommunikation verwendet werden können. Es ist jedoch wichtig anzumerken, dass nonverbale Signale kulturell unterschiedlich interpretiert werden können und die individuellen Vorlieben und Bedürfnisse der Menschen berücksichtigt werden sollten. Die bewusste Ausübung nonverbaler Signale kann die hypnotische Erfahrung vertiefen und eine effektivere Kommunikation ermöglichen.

- Mimik, Gestik und Körperhaltung

Im Folgenden werde ich die Bedeutung von Mimik, Gestik und Körperhaltung im Rahmen der hypnotischen Kommunikation beschreiben und Ihnen eine Liste wichtiger Körpersprachenphänomene geben.

Mimik, Gestik und Körperhaltung spielen eine entscheidende Rolle in der hypnotischen Kommunikation. Sie ergänzen und verstärken die verbale Botschaft und tragen zur Übermittlung von Informationen und Emotionen bei. Hier ist eine Liste wichtiger Körpersprachenphänomene im Rahmen der hypnotischen Kommunikation:

1. Augenkontakt: Das Aufrechterhalten von angemessenem Augenkontakt kann Vertrauen aufbauen und eine emotionale Verbindung zwischen dem Gesprächsführer und dem Gesprächspartner herstellen.

2. Offene Körperhaltung: Eine offene Körperhaltung, bei der die Arme locker nach unten
hängen und der Körper dem Gegenüber zuge-
wandt ist, signalisiert Zugänglichkeit und Offenheit für die hypnotische Kommunikation.

3. Kopfnicken: Ein leichtes Kopfnicken kann
Verständnis, Zustimmung oder Aufmerksamkeit signalisieren und dem Gesprächsführer zeigen, dass die Botschaft angekommen ist.

4. Lächeln: Ein sanftes Lächeln kann eine positive und beruhigende Atmosphäre schaffen und
das Wohlgefühl während der hypnotischen
Kommunikation verbessern.

5. Handbewegungen: Bewusste Handbewegungen können dazu verwendet werden, bestimmte Ideen oder Konzepte zu betonen und
zu verstärken. Zum Beispiel könnten die Hände
geöffnet und nach oben gedreht werden, um einen Zustand der Akzeptanz oder Entspannung
zu signalisieren.

6. Entspannte Körperhaltung: Eine entspannte
Körperhaltung ohne übermäßige Anspannung

kann dem Hypnotisierenden helfen, sich wohl und sicher zu fühlen und einen tieferen Zustand der Entspannung zu erreichen.

7. Atmung: Durch bewusstes kontrolliertes Atmen kann der Gesprächsführer einen ruhigen und entspannten Zustand vermitteln und gleichzeitig den Hypnotisierten dazu ermutigen, sich ebenfalls zu entspannen.

8. Veränderung der Körperhaltung: Gezielte Veränderungen der Körperhaltung, wie zum Beispiel eine langsame Veränderung von aufrechter zu entspannter Haltung, können verwendet werden, um den Hypnotisierten in einen gewünschten Zustand zu führen.

9. Mikromimik: Feine Bewegungen im Gesicht, wie zum Beispiel Augenbrauenheben oder leichte Veränderungen der Mundwinkel, können subtile emotionale Reaktionen auslösen und die hypnotische Kommunikation vertiefen.

10. Körperliche Berührung: Bei Einverständnis der beteiligten Personen kann sanfte Berührung gezielt eingesetzt werden, um Entspannung, Sicherheit und Vertrauen zu vermitteln.

Es ist auch hier wieder wichtig zu beachten, dass die Bedeutung und Interpretation von Körpersprache auch von individuellen Unterschieden und kulturellen Hintergründen abhängen können. Ein erfahrener Gesprächsführer wird die nonverbalen Signale des Gesprächspartners beobachten und in den Kontext der Kommunikation einordnen, um eine effektive und vertrauensvolle Verbindung herzustellen.

- Spiegeln und Rapport aufbauen

Spiegeln bezieht sich auf die bewusste Nachahmung oder Angleichung der Körpersprache, Stimme oder Verhaltensweise einer Person. In der hypnotischen Kommunikation kann Spiegeln dazu dienen, eine tiefe Verbindung und ein Gefühl von Verständnis zwischen dem Gesprächsführer und dem Gesprächspartner herzustellen. Indem du unbewusst die nonverbalen Signale deines Gegenübers spiegelst, wie z.B. die Körperhaltung, Gesten oder Atmung, kann ein Gefühl der Ähnlichkeit und Harmonie erzeugt werden. Dies kann den Rapport, also das harmonische Zusammenspiel zwischen euch, verbessern und die Erfahrung vertiefen.

Rapport ist ein Zustand der harmonischen Beziehung und des gegenseitigen Verständnisses zwischen dem Gesprächsführer und dem Gesprächspartner. Er ermöglicht eine effektive Kommunikation und erleichtert den Zugang zum Unterbewusstsein. Rapport beruht auf Vertrauen, Respekt, Empathie und dem Gefühl der gemeinsamen Erfahrung. Durch Spiegeln und bewusste Anpassung der eigenen

Kommunikation an die des Gegenübers kannst du einen starken Rapport aufbauen und das Vertrauen der anderen Person gewinnen. Der Rapport fördert die Bereitschaft des Gesprächspartners, sich zu öffnen und den kommunikativen Prozess anzunehmen.

Es ist wichtig zu beachten, dass Spiegelung und Rapport in der hypnotischen Kommunikation subtil und respektvoll eingesetzt werden sollten. Achte darauf, dass das Spiegeln nicht offensichtlich oder übertrieben wirkt, um das Vertrauen und die Authentizität nicht zu beeinträchtigen. Ein gelungener Rapport kann die hypnotische Kommunikation verbessern, den Gesprächspartner besser in den Zustand der Entspannung führen und die Wirksamkeit des hypnotischen Prozesses erhöhen.

Kapitel 4: Vertrauen und Glaubwürdigkeit aufbauen

- Authentizität in der hypnotischen Kommunikation

Die Authentizität in der hypnotischen Kommunikation ist von grundlegender Bedeutung, da sie das Vertrauen, die Glaubwürdigkeit und die Effektivität des hypnotischen Prozesses beeinflusst. In diesem Kapitel werden wir ausführlich die Bedeutung der Authentizität in der hypnotischen Kommunikation untersuchen und herausfinden, wie sie durch verschiedene Aspekte wie Sprache, Körperhaltung und Verhalten beeinflusst wird.

Authentizität bezieht sich auf das Ausdrücken des wahren Selbst, ohne Masken oder Fassaden. In der hypnotischen Kommunikation bedeutet dies, dass der Gesprächsführer ehrlich und echt sein sollte, um eine offene und vertrauensvolle Beziehung zum Gesprächspartner aufzubauen. Authentizität ist der Schlüssel, um einen starken Rapport herzustellen und dein Gegenüber dazu zu ermutigen, sich zu öffnen und in einen tiefen hypnotischen Zustand einzutreten.

Einer der wichtigsten Aspekte der Authentizität in der hypnotischen Kommunikation ist die Sprache. Du solltest eine klare und verständliche Sprache verwenden, die es dem Zuhörer ermöglicht, die Suggestionen und Anweisungen vollständig zu verstehen. Eine authentische Sprache ist frei von Missverständnissen und Überinterpretationen. Du solltest dich bemühen, deine Sprache auf die individuellen Bedürfnisse und Vorlieben des Gesprächspartners abzustimmen und eine freundliche, respektvolle und einfühlsame Kommunikation aufrechtzuerhalten.

Darüber hinaus spielt die Körperhaltung eine entscheidende Rolle in der Authentizität der hypnotischen Kommunikation. Ein offenes und zugängliches Körperbild, bei dem der Gesprächsführer dem Gesprächspartner seine volle Aufmerksamkeit schenkt, kann Vertrauen und Offenheit fördern. Der Gesprächsführer sollte auf eine aufrechte und entspannte Körperhaltung achten, um Gelassenheit und

Sicherheit zu vermitteln. Körpersprachliche Signale wie Augenkontakt, Nicken und lächeln können ebenfalls zur Authentizität beitragen, indem sie zeigen, dass er präsent und engagiert ist.

Ein weiterer wichtiger Aspekt der Authentizität ist das Verhalten des Gesprächsführers. Authentizität manifestiert sich in der Echtheit der Absichten und des Verhaltens des Gesprächsführers. Du solltest einfühlsam, geduldig und respektvoll sein. Nimm eine unterstützende und nicht urteilende Haltung ein und ermögliche es deinem Gesprächspartner, sich sicher und verstanden zu fühlen. Durch ein einfühlsames und authentisches Verhalten kannst du so eine positive und vertrauensvolle Atmosphäre schaffen, die es deinem Gegenüber ermöglicht, Hindernisse abzubauen und in den hypnotischen Zustand einzutreten.

Die Authentizität in der hypnotischen Kommunikation ist jedoch nicht nur auf den Gesprächsführer beschränkt. Der Angesprochene spielt ebenfalls eine wichtige Rolle. Die Bereitschaft dessen, sich auf den Prozess einzulassen und sein wahres Selbst zu zeigen, trägt zur Authentizität bei. Ein offener Geist und die Bereitschaft, sich zu öffnen und verletzlich zu sein, können zu tiefgreifenden hypnotischen Erfahrungen führen.

Es ist auch wichtig anzumerken, dass die Authentizität in der hypnotischen Kommunikation nicht bedeutet, dass der Gesprächsführer alle Aspekte seiner persönlichen Identität offenlegen muss. Es geht eher darum, ehrlich, klar und respektvoll zu sein und eine echte Verbindung aufzubauen, die auf Vertrauen und Verständnis basiert. Jeder Gesprächsführer hat eine einzigartige Persönlichkeit, die in die hypnotische Kommunikation einfließen kann, während gleichzeitig die Bedürfnisse und Grenzen des Gesprächspartners respektiert werden.

Die Authentizität in der hypnotischen Kommunikation kann auch dazu beitragen, das Ergebnis des hypnotischen Prozesses zu verbessern. Wenn der Gesprächsführer authentisch ist, kann dies zu einer stärkeren Überzeugung und Akzeptanz der Suggestionen führen. Der Angesprochene fühlt sich sicher und geborgen und ist eher bereit, sich auf die hypnotische Erfahrung einzulassen. Authentizität schafft eine Verbindung und ermöglicht eine effektive Kommunikation zwischen Gesprächsführer und Gesprächspartner.

Insgesamt ist die Authentizität in der hypnotischen Kommunikation von entscheidender Bedeutung, um Vertrauen, Respekt und Glaubwürdigkeit aufzubauen. Durch eine authentische Sprache, Körperhaltung und Verhalten kann der Gesprächsführer eine einladende und sichere Umgebung schaffen, in der Gesprächspartner bereit ist, sich zu öffnen und den hypnotischen Prozess zu erleben. Authentizität fördert einen starken Rapport, der die hypnotische Kommunikation vertieft und zu bedeutsamen Veränderungen im Unterbewusstsein führen kann. Daher ist es für jeden Gesprächsführer von zentraler Bedeutung, seine Authentizität zu kultivieren und als Grundlage für eine erfolgreiche hypnotische Kommunikation zu nutzen.

Insgesamt kann Authentizität die hypnotische Erfahrung für den Gesprächsteilnehmer positiv beeinflussen. Ein bewusstes Bemühen um Authentizität seitens des Gesprächsführers ist notwendig, um eine Atmosphäre des Vertrauens und der Offenheit zu schaffen. Letztendlich führt eine authentische Kommunikation zu einer effektiveren hypnotischen Erfahrung und kann positive Veränderungen auf unbewusster Ebene ermöglichen. Die Bedeutung von Authentizität in der hypnotischen Kommunikation sollte daher von jedem Gesprächsführer erkannt und geschätzt werden.

Zusammenfassend lässt sich sagen, dass Authentizität in der hypnotischen Kommunikation eine grundlegende Rolle spielt. Sie umfasst die Verwendung einer klaren und verständlichen Sprache, einer offenen und zugänglichen Körperhaltung sowie eines authentischen und einfühlsamen Verhaltens. Authentizität trägt zur Schaffung eines starken Rapports bei, der das Vertrauen, die Offenheit und die Wirksamkeit des hypnotischen Prozesses fördert. Es ermöglicht eine tiefere Verbindung und ein reichhaltiges hypnotisches Erlebnis für den Angesprochenen. Daher sollte Authentizität eine Priorität für jeden Gesprächsführer sein, der nach erfolgreicher hypnotischer Kommunikation strebt.

- Verwendung von Sozialbeweisen und Referenzen

Sozialbeweise und Referenzen sind zwei wichtige Konzepte, die im Rahmen der hypnotischen Kommunikation verwendet werden können, um das Vertrauen des Gesprächspartners zu stärken und die Wirksamkeit des hypnotischen Prozesses zu erhöhen.

Sozialbeweise beziehen sich auf die Verwendung von Indizien oder Beispielen aus dem sozialen Umfeld des Angesprochenen, um Überzeugungskraft und Glaubwürdigkeit zu erzeugen. Wenn der Gesprächsführer soziale Beweise verwendet, zeigt er dem Gesprächspartner, dass andere Personen ähnliche Erfahrungen gemacht haben oder von den positiven Ergebnissen der hypnotischen Arbeit profitiert haben. Dies kann dem Angesprochenen das Gefühl geben, dass der hypnotische Prozess vertrauenswürdig ist und dass er ebenfalls davon profitieren kann.

Ein Beispiel für den Einsatz von Sozialbeweisen in der hypnotischen Kommunikation könnte wie folgt aussehen: "Viele Menschen haben von ihrer Raucherentwöhnung durch Hypnose berichtet und berichten von langfristigen positiven Veränderungen in ihrem Leben. Sie haben es geschafft, ihre Rauchgewohnheiten zu durchbrechen und ein gesünderes Leben zu führen. Sie könnten die nächsten sein, die ähnliche Ergebnisse erzielen."

Referenzen hingegen beziehen sich auf die Nutzung von Zitaten oder Erfahrungsberichten anderer Personen, um die Glaubwürdigkeit und den Erfolg des hypnotischen Prozesses zu unterstreichen. Der Gesprächsführer kann relevante Erfahrungen oder Expertenmeinungen zitieren, um das Vertrauen in seine Fähigkeiten und die Wirksamkeit des Verfahrens zu stärken. Referenzen können helfen, eine Brücke zwischen dem Gesprächsführer und dem Gesprächspartner zu bilden und das Gefühl zu vermitteln, dass der Gesprächsführer über fundiertes Wissen und umfangreiche Erfahrung verfügt.

Ein Beispiel für den Einsatz von Referenzen in der hypnotischen Kommunikation könnte wie folgt aussehen: "Dr. XYZ, ein renommierter Experte auf dem Gebiet der Hypnose, hat positive Ergebnisse bei der Behandlung von Schlafstörungen mit Hypnose berichtet. Er hat gezeigt, dass der Einsatz von entsprechenden Techniken zu verbessertem Schlaf führen kann. Ich habe selbst viele Erfolge mit meiner Methode erzielt und glaube, dass auch Sie davon profitieren können."

Um Sozialbeweise und Referenzen effektiv einzusetzen, sollte der Gesprächsführer sicherstellen, dass sie relevant, glaubwürdig und an den individuellen Bedürfnissen des Gegenübers ausgerichtet sind. Es ist wichtig, die Ethik und Integrität bei der Verwendung dieser Techniken zu wahren und nicht unrealistische Versprechungen zu machen oder aufdringlich zu sein. Der Fokus liegt darauf, Vertrauen aufzubauen und dem Angesprochenen die Möglichkeit zu geben, seine eigene Entscheidung zu treffen und den hypnotischen Prozess in seinem eigenen Tempo anzunehmen.

Zusammenfassend sind Sozialbeweise und Referenzen nützliche Werkzeuge in der hypnotischen Kommunikation, um Vertrauen und Glaubwürdigkeit aufzubauen. Durch die Verwendung von Beispielen aus dem sozialen Umfeld des Gesprächspartners oder relevanten Erfahrungsberichten kann der Gesprächsführer das Vertrauen stärken und die Bereitschaft des Hypnotisierten fördern, sich auf den hypnotischen Prozess einzulassen. Es ist jedoch wichtig, diese Techniken verantwortungsbewusst und mit Respekt für den individuellen Prozess des Hypnotisierten einzusetzen.

- Erzeugung von Vertrauen und Sicherheit

Im Rahmen der hypnotischen Kommunikation ist es entscheidend, Vertrauen und Sicherheit aufzubauen, um eine effektive und erfolgreiche Zusammenarbeit mit dem Gesprächspartner zu gewährleisten. Hier sind einige Schritte, die dabei helfen können:

1. Schaffe eine sichere und einladende Umgebung: Beginne das hypnotische Gespräch, indem du eine entspannte und ruhige Umgebung schaffst. Stelle sicher, dass der Angesprochene sich wohl fühlt, indem du für ausreichend Privatsphäre und Komfort sorgst. Berücksichtige auch Aspekte wie die Raumtemperatur, um eine angenehme Atmosphäre zu schaffen.

2. Baue einen starken Rapport auf: Der Rapport ist das Fundament für eine erfolgreiche hypnotische Kommunikation. Demonstriere Empathie und echtes Interesse an den Bedürfnissen und Zielen des Gesprächspartners. Höre aktiv zu und zeige Verständnis für seine Erfahrungen und Emotionen. Passe deine Kommunikation

an den individuellen Stil und die Vorlieben deines Gegenübers an, um eine stärkere Verbindung herzustellen.

3. Klare Kommunikation: Verwende eine klare und verständliche Sprache, um dem Angesprochenen die hypnotischen Anweisungen, Suggestionen und Aufforderungen zu vermitteln. Halte deine Kommunikation einfach, ohne unnötige Fachbegriffe oder komplizierte Sprache. Dadurch fühlt sich der Gesprächspartner besser verstanden und kann den Prozess klarer nachvollziehen.

4. Schaffe einen sicheren Raum für Ausdruck: Gestalte den hypnotischen Raum so, dass dein Gegenüber sich frei fühlt, sich auszudrücken und ehrlich zu sein. Betone die Vertraulichkeit und den Schutz seiner Privatsphäre. Ermutige ihn, Fragen zu stellen oder Bedenken zu äußern, und sorge dafür, dass er sich gehört und unterstützt fühlt.

5. Gehe behutsam vor: Achte darauf, den Gesprächspartner nicht zu überfordern und

respektiere seine individuellen Grenzen. Arbeite mit ihm zusammen, um ein gemeinsames Verständnis davon zu entwickeln, was durch das Gespräch erreicht werden soll. Biete ihm die Kontrolle über den Prozess an, indem du Optionen und Alternativen präsentierst.

6. Verwende positive Verstärkung: Nimm dir Zeit, um die Fortschritte des Gegenübers anzuerkennen und zu würdigen. Lobe seine Bemühungen und Motivation, Veränderungen anzustreben. Nutze positive Verstärkungstechniken wie Lob, Anerkennung oder belohnende Worte, um das Vertrauen und die Sicherheit weiter zu festigen.

7. Sei authentisch: Halte dich an deine eigene Authentizität und sei ehrlich in deiner Kommunikation. Zeige aufrichtiges Interesse am Wohl des Angesprochenen und demonstriere deine Fähigkeiten und Erfahrungen auf eine glaubwürdige Weise. Authentizität ist ein wesentlicher Bestandteil, um Vertrauen aufzubauen und eine starke Verbindung herzustellen.

Indem du diese Schritte befolgst, kannst du Vertrauen und Sicherheit in der hypnotischen Kommunikation fördern. Es ist wichtig zu beachten, dass jeder Mensch einzigartig ist, daher sollten diese Schritte an die individuellen Bedürfnisse und Vorlieben angepasst werden. Indem du auf den Gesprächspartner eingehst und ihm das Gefühl gibst, respektiert und unterstützt zu werden, ermöglichst du ihm eine positive und transformative hypnotische Erfahrung.

Kapitel 5: Sprachmuster und Trance-Induktion

- Milton-Modell: Sprachmuster für hypnotische Kommunikation

Das Milton-Modell ist ein Satz von Werkzeugen, die verwendet werden, um hypnotische Kommunikationstechniken effektiv anzuwenden. Es wurde nach dem berühmten Hypnotherapeuten Milton H. Erickson benannt, der für seine Fähigkeit bekannt war, Menschen in Trancezustände zu versetzen und therapeutische Veränderungen herbeizuführen. Das Milton-Modell basiert auf spezifischen Sprachmustern und Strategien, die dazu dienen, den Geist des Angesprochenen für positive Veränderungen zu öffnen.

Hier sind einige der wichtigen Werkzeuge, die im Milton-Modell der hypnotischen Kommunikation verwendet werden:

1. Abstrakte Sprache: Dies bezieht sich auf den Einsatz von unspezifischer oder vager Sprache, um die Vorstellungskraft des Angesprochenen zu nutzen und Raum für individuelle Interpretationen zu schaffen. Indem man absichtlich nicht zu konkret wird, kann der Gesprächsführer den hypnotischen Prozess auf subtile Weise lenken, ohne dem Gesprächspartner direkte Anweisungen zu geben.

2. Metaphern: Metaphern werden verwendet, um Bilder oder Geschichten zu erzählen, die symbolisch oder bildhaft sind. Sie ermöglichen es dem Gesprächsführer, wichtige Botschaften oder Ideen auf metaphorische Weise zu übermitteln, wodurch der Gesprächspartner in der Lage ist, sich mit den Bildern zu identifizieren und sie auf seine eigenen Erfahrungen anzuwenden.

3. Positive Sprachmuster: Im Milton-Modell wird positiv formuliert, um das Unbewusste des Hypnotisierten zu stärken. Anstatt zu sagen "Du solltest nicht ängstlich sein", könnte der Gesprächsführer sagen "Du kannst Vertrauen und Sicherheit fühlen". Dadurch wird die

Aufmerksamkeit auf das gewünschte Ergebnis und die positiven Aspekte gelenkt.

4. Nutzung von Double-Binds: Ein Double-Bind ist eine Aussage, die scheinbar widersprüchlich ist und dem Angesprochenen keine Möglichkeit lässt, sie zu verneinen. Dadurch wird ein gewisser Konflikt erzeugt, der es dem Unbewussten ermöglicht, alternative Lösungen zu finden und neue Perspektiven zu entwickeln.

5. Anker setzen: Anker sind verbale oder nonverbale Signale, die mit bestimmten emotionalen Zuständen oder Reaktionen verknüpft sind. Durch das Setzen von Ankern kann der Gesprächsführer eine bestimmte Emotion oder Zustand abrufen, um den hypnotischen Prozess zu verstärken oder positive Veränderungen zu unterstützen.

Diese Werkzeuge des Milton-Modells der hypnotischen Kommunikation werden verwendet, um den hypnotischen Zustand zu induzieren, das Unbewusste anzusprechen und positive Veränderungen zu fördern. Sie basieren auf der Idee, dass die Sprache und die Art, wie wir unsere Botschaften übermitteln, einen starken Einfluss auf das Gehirn haben können und dazu beitragen können, hypnotische Zustände herbeizuführen und den Gesprächspartner zu unterstützen. Es ist wichtig, diese Techniken ethisch und verantwortungsvoll einzusetzen, um das Vertrauen und die Sicherheit des Hypnotisierten zu wahren.

- Ankern und Konditionierung

Im Rahmen der hypnotischen Kommunikation werden auch Ankern und Konditionierung als Prinzipien verwendet, um bestimmte Reaktionen, Emotionen oder Zustände beim Gegenüber zu erzeugen oder zu verstärken. Hier ist eine Erklärung zu den Prinzipien von Ankern und Konditionierung im Kontext der hypnotischen Kommunikation:

1. Anker: Ein Anker ist ein verbales oder nonverbales Signal, das mit einem bestimmten emotionalen Zustand oder einer bestimmten Reaktion verknüpft ist. Durch wiederholte Assoziation werden die Anker mit dem gewünschten Zustand verknüpft, sodass der Gesprächsführer später durch das Aktivieren des Ankers diesen Zustand beim Gesprächspartner abrufen kann.

Ein Beispiel für einen Anker in der hypnotischen Kommunikation könnte sein, dass der Gesprächsführer beim Einleiten des Gesprächs eine bestimmte Aussage in Verbindung mit einem markanten Geräusch verwendet und dieses dann später verwendet, um den Gesprächspartner wieder in den Zustand der Trance zu versetzen.

2. Konditionierung: Konditionierung bezieht sich auf den Prozess des Einprägens bestimmter Verknüpfungen in das Unbewusste, um eine gewünschte Reaktion oder einen gewünschten Zustand hervorzurufen. In der hypnotischen Kommunikation kann der Gesprächsführer durch wiederholte Kombination von bestimmten Reizen und Erlebnissen mit positiven Zuständen oder Veränderungen eine Konditionierung aufbauen.

Ein Beispiel für die Konditionierung in der hypnotischen Kommunikation könnte darin bestehen, dass der Gesprächsführer jedes Mal, wenn der Angesprochene in einen bestimmten Zustand der Gelassenheit und Entspannung eintritt, eine sanfte Berührung vornimmt. Durch kontinuierliche Wiederholung wird die Person dann beginnen, diesen Zustand der Entspannung mit der Berührung zu verbinden.

Die Prinzipien von Ankern und Konditionierung werden eingesetzt, um positive Veränderungen beim Gegenüber zu unterstützen, indem sie eine gewünschte Reaktion, einen gewünschten Zustand oder eine bestimmte Verhaltensweise hervorrufen oder verstärken. Es ist wichtig zu beachten, dass die Verwendung von Ankern und Konditionierung in der hypnotischen Kommunikation eine verantwortungsvolle Anwendung erfordert, und ethische Grundsätze sollten immer beachtet werden, um das Wohlbefinden und die Sicherheit des Gesprächspartners zu gewährleisten.

- Trance-Induktionstechniken

In diesem Buch wurde jetzt schon mehrfach der Begriff „Trance" verwendet. Eine Trance ist ein veränderter Aufmerksamkeitsfokus, der von der bisherigen Aufmerksamkeit ablenkt. So kann bei einem Menschen mit Schmerzen im Rahmen von Erste-Hilfe Maßnahmen eine Trance von dem Schmerzerleben weg zu einem anderen Aufmerksamkeitsfokus, z.B. der bevorstehenden Hilfe, gelenkt werden.

Hier sind 10 Trance-Induktionstechniken, die in der hypnotischen Kommunikation angewendet werden können, und Beispiele dafür, wie sie in einem normalen Alltagsgespräch angewendet werden können:

1. Progressiver Entspannungsmoment: Während eines Gesprächs könntest du den Fokus auf Entspannung lenken, indem du den Gesprächspartner aufforderst, tief durchzuatmen, sich auf seine Atmung zu konzentrieren und dann langsam seine Muskeln zu entspannen, während er weiterhin mit dir spricht. Diese Art der Trance-Einleitung kommt oft im Rahmen

einer Begrüßung der Fluggäste durch den Kapitän vor oder während des Fluges zum Einsatz. Achte bei deinem nächsten Flug einmal darauf.

2. Ressourcenorientierte Fragen: Du könntest Fragen stellen, um den Angesprochenen dazu anzuregen, über positive Erinnerungen, Stärken oder Ressourcen nachzudenken. Dies könnte seine Aufmerksamkeit auf positive Aspekte und Zustände lenken und einen entspannten Zustand fördern. Das ist eine klassische Trance-Einleitung aus dem Sport. Höre bei dem nächsten Gespräch zwischen Trainer und Athleten einmal genau hin.

3. Geschichten und Metaphern: Du könntest metaphorische Geschichten erzählen, die den Zuhörer dazu anregen, seine Vorstellungskraft zu nutzen, um sich in einen ruhigen oder angenehmen Ort zu versetzen. Durch das Erzeugen von bildhaften Szenen kannst du einen Trancezustand induzieren. Im Rahmen von Zahnbehandlungen wird oft der Versuch unternommen, durch hypnotische Sprachmuster eine solche Trance einzuleiten und dich gedanklich

vom Zahnarztstuhl in den Liegestuhl an einem entspannteren Ort zu befördern.

4. Verwendung von rhythmischer Sprache: Du könntest den Rhythmus deiner Sprache variieren, um eine entspannende Wirkung zu erzielen. Durch eine langsame und rhythmische Sprache kannst du den Hypnotisierten in einen tranceähnlichen Zustand führen. Eltern, die ihren Kindern helfen wollen, durch eine Gutenachtgeschichte leichter einzuschlafen oder ein weinendes Baby beruhigen, verwenden intuitiv diese Form der Trance-Induktion.

5. Vertieftes Zuhören: Indem du aufmerksam zuhörst, die Stimme senkst und die Körpersprache anpasst, kannst du den Zuhörer dazu ermutigen, sich auf den Moment zu konzentrieren und sich von äußeren Ablenkungen abzuschalten. Eine klassische Trance-Einleitung im Rahmen von kirchlichen Veranstaltungen. Besuche mal wieder die Messe am Sonntag und analysiere die hypnotischen Sprachmuster.

6. Fokussierte Aufmerksamkeit: Du könntest den Zuhörer auffordern, seine Aufmerksamkeit auf eine bestimmte Sache zu richten, wie zum Beispiel auf den Klang deiner Stimme oder auf ein bestimmtes Objekt. Dies kann helfen, die Konzentration zu vertiefen und den Angesprochenen in einen Zustand der Trance zu versetzen. Im Rahmen von Unterrichtsinhalten wird diese Art der Trance-Einleitung gerne verwendet, um als Lehrer die Aufmerksamkeit der Schüler zu gewinnen.

7. Anker setzen: Du könntest subtile Signale verwenden, wie zum Beispiel sanftes Berühren oder ein bestimmtes Wort, um einen Anker zu setzen. Dieser Anker kann später verwendet werden, um den Angesprochenen in den tranceähnlichen Zustand zurückzuführen. Wenn du das nächste Mal in einem Restaurant bist, dann achte einmal darauf, ob du vom Kellner sanft und scheinbar zufällig an der Schulter oder am Arm berührt wirst. Diese Technik der Trance-Induktion wird in der Gastronomie eingesetzt, um die Chance auf ein höheres Trinkgeld zu erhöhen.

8. Positives Framing: Du könntest die Sprache verwenden, um positive Veränderungen zu betonen, indem du

beispielhaft über die Vorteile sprichst, die der Zuhörer durch eine tiefere Erkenntnis oder Veränderung erzielen kann. Diese Art der Trance-Induktion wird oft im Verkauf verwendet. Schaue dir mal in den nächsten Tagen verschiedene Werbeformate an und analysiere die dort verwendeten hypnotischen Kommunikationswege.

9. Spiegeleffekt: Durch das Spiegeln der Körpersprache, Stimmlage oder Geschwindigkeit des Hypnotisierten kannst du eine tiefere Verbindung herstellen und ihn dazu ermutigen, in einen Zustand des Vertrauens und der Entspannung zu gelangen. Wenn du das nächste Mal die Chance hast, als Zuschauer einer Gerichtsverhandlung beizuwohnen, dann wirst du diese Art der Trance-Induktion möglicherweise im Rahmen von Zeugenbefragungen seitens des Richters und der Anwälte beobachten können.

10. Post-Hypnotische Suggestionen: Zum Ende des Gesprächs könntest du positive und zukunftsorientierte Suggestionen geben, um den Zuhörer in einen Zustand der positiven Veränderung zu führen. Diese können danach weiterwirken und den Angesprochenen beeinflussen. Diese Trance-Einleitung ist unter Politikern besonders verbreitet. Analysiere beim nächsten Wahlkampf die hypnotischen Sprachmuster der einzelnen Akteure.

Es ist wichtig zu beachten, dass diese Techniken mit Vorsicht eingesetzt werden sollten und entsprechend ethischen Grundsätzen angewendet werden müssen. Insbesondere im Alltagsgespräch ist es unbedingt erforderlich, das Wohl und die Zustimmung der beteiligten Personen zu gewährleisten.

Erinnere dich an den Begrüßungssatz dieses Buches:

Hypnose ist die Summe aller manipulativen Maßnahmen zur Erreichung eines bestimmten Ziels!

Mit anderen Worten:

Es ist möglich, mit Hypnose und hypnotischer Kommunikation jeden Menschen zu jedem Verhalten zu bewegen, dass der Gesprächsführer möchte. Die Frage ist lediglich, wieviel Zeit man dafür benötigt und mit welchem Ansatz man den Angesprochenen beeinflusst.

Das bedeutet, dass man sich der Macht, die man aufgrund der Kenntnis der hypnotischen Kommunikation über einen anderen Menschen erlangt, bewusst ist und sie klug zu gebrauchen weiß.

Die beruhigende Nachricht ist jedoch, dass die meisten Menschen diese Technik nicht so gut beherrschen, um den oben genannten Effekt erzielen zu könne. Das gilt sogar für professionelle Hypnosetherapeuten. Also keine Angst vor hypnotischer Kommunikation, aber Respekt davor ist trotzdem geboten.

Kapitel 6: Anwendungsbereiche der hypnotischen Kommunikation

- Persönliche Entwicklung und Selbsthypnose

Betrachten wir an dieser Stelle noch einige weitere Anwendungsmöglichkeiten der hypnotischen Kommunikation – auch im Rahmen von Selbstgesprächen zur persönlichen Entwicklung und in der Anwendung von Selbsthypnose:

Selbstwertsteigerung: Durch hypnotische Kommunikation kann man das Selbstbewusstsein und das Selbstwertgefühl stärken. Positive Suggestionen und Visualisierungen können helfen, negative Denkmuster zu überwinden und ein unterstützendes Selbstbild aufzubauen.

Stressabbau und Entspannung: Indem man hypnotische Kommunikationstechniken anwendet, kann man helfen, Stress abzubauen und sich zu entspannen. Durch gezielte Trance-Induktion und das Einprägen von

Entspannungsankern kann man einen Ruhezustand erreichen und bewältigende Mechanismen entwickeln.

Gewohnheitsänderungen: Mithilfe von hypnotischer Kommunikation und Selbsthypnose können unerwünschte

Gewohnheiten, wie zum Beispiel das Rauchen, überwunden werden. Die Verankerung neuer Denk- und Verhaltensmuster kann dazu beitragen, positive Veränderungen in den Lebensgewohnheiten zu erreichen.

Zielsetzung und Motivation: Durch die Anwendung von hypnotischer Kommunikation können Ziele klar definiert und das Unterbewusstsein auf Erfolg und Motivation ausgerichtet werden. Unterstützende Suggestionen, Visualisierungen und das positive Framing können helfen, den Glauben an die eigenen Fähigkeiten zu stärken und die Motivation für das Erreichen von Zielen zu fördern.

<u>Angstbewältigung:</u> Hypnotische Kommunikationstechniken können auch bei der Bewältigung von Ängsten und Phobien hilfreich sein. Durch das Schaffen von veränderten Perspektiven und die Nutzung von Entspannungstechniken können negative Gedanken- und Verhaltensmuster umprogrammiert werden.

<u>Verbesserung der Lernfähigkeit:</u> Durch die Anwendung von hypnotischer Kommunikation kann die Lernfähigkeit und das Gedächtnis gesteigert werden. Trance-Induktionstechniken und positive Suggestionen können helfen, den Zugang zum Unterbewusstsein zu öffnen und die Fähigkeit zum Lernen und zur Aufnahme neuer Informationen zu verbessern.

Diese Anwendungsbereiche sind Beispiele dafür, wie hypnotische Kommunikation im Rahmen der persönlichen Entwicklung und der Anwendung von Selbsthypnose genutzt werden kann. Es ist wichtig zu beachten, dass Selbsthypnose und hypnotische Kommunikation effektive Werkzeuge sein können, aber es ist wichtig, sich über die eigenen Fähigkeiten und Grenzen bewusst zu sein. Lernen und

Anwendung unter Anleitung eines qualifizierten Hypnosetherapeuten kann dabei helfen, die
bestmöglichen Ergebnisse zu erzielen.

- Hypnotische Kommunikation in Therapie und Coaching

Kommen wir zum professionellen Einsatz der hypnotischen Kommunikation. Hier sind fünf konkrete Fallbeispiele dafür, wie diese Techniken zum Beispiel im Rahmen von Therapie und Coaching eingesetzt werden können:

Beispiel 1: Ein Klient leidet unter einer Angststörung, die sein tägliches Leben beeinträchtigt. Der Therapeut verwendet Techniken wie progressive Muskelentspannung, um den Klienten in einen entspannten Zustand zu versetzen. Während der Trance wird der Klient dazu aufgefordert, positive Suggestionen zu wiederholen, die seine Angst mildern und ihm helfen, sich ruhiger und sicherer zu fühlen.

Beispiel 2: Ein Klient möchte sein Essverhalten ändern und sein Gewicht kontrollieren. Der Coach verwendet hypnotische Kommunikationstechniken, um das Verlangen nach ungesunden Lebensmitteln zu verringern und das Bewusstsein für gesunde Essgewohnheiten zu stärken. Der Klient wird dazu ermutigt, sich positive Gedanken über seine Fähigkeit zur Gewichtsregulierung vorzustellen und diese in sein Unterbewusstsein zu integrieren.

Beispiel 3: Ein Klient hat den Wunsch aufzuhören zu rauchen, benötigt aber Unterstützung, um mit den Entzugserscheinungen und dem Verlangen nach Nikotin umzugehen. Der Therapeut verwendet hypnotische Kommunikation, um das Verlangen nach Zigaretten zu reduzieren und positive Suggestionen zu vermitteln, die den Klienten dazu ermutigen, sein Verhalten zu ändern und ein rauchfreies Leben zu führen.

Beispiel 4: Ein Sportler möchte seine Leistungsfähigkeit maximieren und seine mentalen Fähigkeiten verbessern. Ein Coach verwendet hypnotische Kommunikation, um den Sportler in einen Zustand der Konzentration und des Fokus zu bringen. Durch Anker und Visualisierungstechniken wird die mentale Stärke des Sportlers gesteigert und die Leistung verbessert.

Beispiel 5: Ein Klient leidet unter starkem Stress und benötigt Werkzeuge, um damit umzugehen. Der Therapeut verwendet hypnotische Kommunikation, um eine tiefe Entspannung zu induzieren und den Klienten in einen Zustand der inneren Ruhe zu versetzen. Durch positive Suggestionen und das Verankern von Entspannungszuständen kann der Klient besser mit Stress umgehen und Techniken zur Stressbewältigung entwickeln.

Diese Beispiele veranschaulichen, wie hypnotische Kommunikationstechniken im Rahmen von Therapie und Coaching angewendet werden können, um bestimmte Veränderungen und Ziele zu unterstützen. Tatsächlich können diese Beispiele jedoch auch als Anregungen dienen, um hypnotische Kommunikation in anderen Bereichen des beruflichen oder privaten Lebens einzusetzen.

- Überzeugung und Einflussnahme in Verkauf
  und Marketing

Es passiert tagtäglich und niemand findet etwas
Verwerfliches daran. Hypnotische Sprachmuster im Rahmen von Verkaufsgesprächen. Um
sich als Kunde vor ungewünschter Manipulation zu schützen ist es ratsam, dass du die Techniken kennst, die zum Einsatz kommen können.
Daher sind hier sind fünf konkrete Fallbeispiele
dafür, wie hypnotische Kommunikation im
Verkauf und Marketing zur Einflussnahme verwendet werden kann:

Beispiel 1: Bei der Präsentation eines Produkts
oder einer Dienstleistung können hypnotische
Kommunikationstechniken angewendet werden, um das Interesse und die Aufmerksamkeit
der Kunden zu steigern. Durch den Einsatz von
überzeugenden Worten, bildhaften Beschreibungen und ansprechenden Emotionen wird
versucht, den potenziellen Kunden in einen
tranceähnlichen Zustand zu versetzen, in dem
er sich von dem Produkt oder der Dienstleistung angezogen fühlt.

Beispiel 2: Nutzung von Ankerpunkten: Im Marketing können Ankerpunkte verwendet werden, um bestimmte Assoziationen hervorzurufen und das Verhalten der Kunden zu beeinflussen. Zum Beispiel können bestimmte Farben, Geräusche oder Wörter mit einem positiven Zustand oder einer erfolgreichen Erfahrung verbunden werden, um positive Emotionen und Verknüpfungen mit einem Produkt oder einer

Marke herzustellen.

Beispiel 3: Durch den Einsatz von hypnotischen Techniken wie Metaphern und suggestiven Sprachmustern kann eine Geschichte erzählt werden, die das Unterbewusstsein der Kunden anspricht und positive Gefühle hervorruft. Das Ziel ist es, den Kunden in eine Art Trance zu versetzen, in der sie sich mit der Geschichte und den darin enthaltenen Botschaften identifizieren und dadurch zum Kauf oder zur Aktion motiviert werden.

Beispiel 4: Durch den gezielten Einsatz von Sprachmustern wie Wiederholung, Unterbrechungen oder Suggestionen kann im Verkauf und Marketing Einfluss genommen werden. Diese Sprachmuster dienen dazu, die Aufmerksamkeit zu steigern, die Botschaften zu verstärken und den Kunden dazu zu bringen, die gewünschte Handlung zu ergreifen.

Beispiel 5: Im Verkauf und Marketing werden Techniken wie Verknappung und soziale Bewährtheit eingesetzt, um den Kaufanreiz zu erhöhen. Indem man dem Kunden signalisiert, dass ein Produkt oder eine Dienstleistung knapp ist oder dass andere Kunden bereits davon profitiert haben, wird der Druck erhöht, schnell zu handeln und sich dem Verhalten anderer anzuschließen.

Es ist wichtig zu beachten, dass der Einsatz von hypnotischer Kommunikation im Verkauf und Marketing ethisch umgesetzt werden sollte. Die Kunden sollten nicht manipuliert oder getäuscht werden, sondern in ihrem besten Interesse informiert und unterstützt werden. Dennoch ist es so, dass der Kunde oft unter

Unsicherheit oder Kaufhemmung leidet, weil bestimmte Fragen noch nicht geklärt sind.

Hier können die hypnotischen Kommunikationstechniken den Entscheidungsprozess zum Wohle des Kunden unterstützen. Gleichzeitig kann der in hypnotischer Kommunikation geschulte Kunde das Verkaufsgespräch zu seinen Gunsten lenken und durch eventuelle Gegensuggestionen oder andere adäquate Maßnahmen, sein Wohlergehen im Rahmen des Verkaufsprozesses optimieren.

Du merkst also, dass die Kenntnis hypnotischer Kommunikation auch eine Art verbale Selbstverteidigung sein kann. Ein Grund mehr, sich mit den Techniken zu beschäftigen.

Kapitel 7: Ethik und Verantwortung in der hypnotischen Kommunikation

- Grenzen und Risiken der hypnotischen Kommunikation

Es ist wichtig zu beachten, dass hypnotische Kommunikation einige Grenzen und Risiken in sich birgt. Diese zu kennen ist von elementarer Bedeutung, wenn es um die Anwendung hypnotischer Sprachmuster geht. Daher habe ich hier die wichtigsten Aspekte für dich zusammengefasst:

1. Erinnerungsverzerrung oder Falscherinnerung: In tranceartigen Zuständen können die Erinnerungen einer Person verzerrt werden. Es besteht das Risiko, dass durch suggestive Fragen oder Aussagen falsche Erinnerungen entstehen, die nicht der Realität entsprechen.

2. Ungeeignete Anwendung: Eine unsachgemäße Anwendung ohne angemessene Ausbildung und Erfahrung kann möglicherweise

negative Auswirkungen haben und zu emotionalen oder psychischen Problemen führen.

3. Missbrauch der Macht: Hypnotische Kommunikation erzeugt einen Zustand erhöhter Suggestibilität, in dem Menschen anfälliger für Einflüsse sind. Wenn diese Macht von einem unethischen Praktizierenden missbraucht wird, können

die betroffenen Personen ausgenutzt oder manipuliert werden.

4. Kontraindikationen und besondere Umstände: Es gibt bestimmte Kontraindikationen und besondere Umstände, die es erforderlich machen, dass hypnotische Kommunikation nicht angewendet wird. Dazu gehören psychische Erkrankungen wie Psychosen, Personen unter Einfluss von Drogen oder Alkohol und Minderjährige ohne Zustimmung der Eltern.

5. Fehlinterpretation oder Missverständnis: Die Kommunikation kann in einem hypnotischen

Zustand manchmal missverstanden oder fehlinterpretiert werden. Die betroffene Person kann wichtige Informationen verpassen oder falsch verstehen, was zu einer ineffektiven Gesprächsführung oder zu Verwirrung führen kann.

Ich habe früher selbst Menschen in Hypnose ausgebildet. Die Ausbildungsdauer umfasste drei Jahre mit über 2.000 Stunden theoretischer und praktischer Ausbildung. Im Laufe meiner Tätigkeit als Hypnoanalytiker habe ich bisher über 30.000 Hypnosen durchgeführt und stelle fest, dass ein Großteil der Bedenken hinsichtlich der Risiken hypnotischer Kommunikation im Alltag und an psychisch gesunden Menschen überbewertet werden.

Dennoch ist es wichtig, die Grenzen und Risiken zu kennen und im Rahmen der Anwendung zu berücksichtigen.

- Verantwortungsbewusstsein als hypnotischer Kommunikator

Die Verantwortung des Gesprächsführers im Rahmen hypnotischer Kommunikation ist von großer Bedeutung, da es sich um einen Zustand erhöhter Suggestibilität handelt, in dem Menschen anfälliger für Einflüsse sind. Kommunikatoren, sei es ein Hypnotherapeut, eine Lehrkraft oder Marketingexperte, tragen eine Verantwortung gegenüber den Menschen, mit denen sie interagieren.

Erstens sollte der Kommunikator über eine angemessene Ausbildung und Qualifikation in der hypnotischen Kommunikation verfügen. Dies gewährleistet, dass er über das Wissen, die Fähigkeiten und die ethischen Standards verfügt, um den Prozess sicher und verantwortungsvoll durchzuführen. Eine umfassende Ausbildung hilft dabei, Gefahren und Risiken zu erkennen und angemessen darauf zu reagieren.

Zweitens ist im Rahmen von Beratungsleistungen eine Einwilligung von entscheidender Bedeutung. Der Kommunikator sollte den Klienten oder Kunden umfassend über den Prozess aufklären und sicherstellen, dass er alle erforderlichen Informationen hat, um eine informierte Entscheidung zu treffen. Dies umfasst potenzielle Risiken, Vorteile, Dauer und erwartete Ergebnisse der hypnotischen Kommunikation.

Drittens sollte der Kommunikator eine sichere und vertrauensvolle Umgebung schaffen. Dies beinhaltet die Einhaltung der Privatsphäre und Vertraulichkeit der Informationen, die während der hypnotischen Kommunikation geteilt werden. Der Klient oder Kunde sollte sich sicher fühlen und dem Kommunikator vertrauen können, um offen und ehrlich zu kommunizieren.

Viertens ist es wichtig, die Bedürfnisse und Ziele des Klienten oder Kunden zu respektieren. Der Kommunikator sollte einfühlsam sein und individuelle Unterschiede berücksichtigen. Jeder Mensch hat unterschiedliche Grenzen, Überzeugungen und Ziele, die berücksichtigt

werden sollten, um eine positive und unterstützende Erfahrung zu gewährleisten.

Fünftens sollte der Kommunikator die ethischen Richtlinien und Standards seiner Profes-
sion respektieren und einhalten. Dazu gehören
die Vermeidung von Manipulation, Ausnut-
zung oder missbräuchlicher Einflussnahme.
Der Kommunikator sollte immer das Wohl des
Klienten oder Kunden im Blick haben und sicherstellen, dass die hypnotische Kommunikation zu seinem besten Interesse verwendet wird.

Darüber hinaus ist eine kontinuierliche Weiterbildung und Supervision für den Kommunikator wichtig, um seine Fähigkeiten und Kenntnisse zu verbessern und auf dem neuesten
Stand zu bleiben. Die hypnotische Kommunikationstechniken entwickeln sich ständig weiter,
und es ist wichtig, sich über neue Entwicklun-
gen und bewährte Verfahren zu informieren.

Insgesamt liegt die Verantwortung des Kommunikators darin, eine sichere und unterstützende Umgebung zu schaffen, den Klienten

oder Kunden angemessen aufzuklären und ihnen zu helfen, ihre Ziele zu erreichen, während er ethische Richtlinien einhält. Durch eine verantwortungsvolle und ethische Durchführung der hypnotischen Kommunikation kann eine positive und transformative Erfahrung für den Klienten oder Kunden geschaffen werden.

- Ethikrichtlinien und Anwendungsempfehlungen

Wie nun schon mehrfach dargestellt wird die hypnotische Kommunikation in verschiedenen Bereichen wie Kirche, Bildung und Marketing eingesetzt. Um sicherzustellen, dass diese Methoden verantwortungsvoll angewendet werden, sind ethische Richtlinien und Anwendungsempfehlungen von großer Bedeutung. In diesem Teil werden die grundlegenden ethischen Richtlinien und Empfehlungen für die Anwendung hypnotischer Kommunikation dargelegt.

I. Ethische Richtlinien:

1. Autonomie und informierte Einwilligung:

Der Klient oder Kunde sollte angemessen aufgeklärt werden, um eine informierte Entscheidung über die Teilnahme an hypnotischer Kommunikation treffen zu können. Der Kommunikator sollte sicherstellen, dass der Klient oder Kunde seine Rechte versteht und freiwillig seine Zustimmung gibt.

2. Vertraulichkeit und Privatsphäre:

Der Kommunikator hat die Verantwortung, die Privatsphäre und Vertraulichkeit der Informationen zu wahren, die während der hypnotischen Kommunikation offenbart werden. Alle Informationen sollten nur mit ausdrücklicher Zustimmung des Klienten oder Kunden weitergegeben werden.

3. Respekt und Würde:

Der Kommunikator sollte den Klienten oder Kunden respektieren, unabhängig von ihrer Herkunft, Kultur, Geschlecht, Religion oder sexuellen Orientierung. Jeder Mensch sollte in seiner Würde und Individualität anerkannt werden.

4. Kompetenz und Verantwortung:

Der Kommunikator sollte über das notwendige Wissen, die Fähigkeiten und die Erfahrung verfügen, um hypnotische Kommunikation verantwortungsvoll anzuwenden. Es ist wichtig, dass der Kommunikator seine Grenzen erkennt und bei Bedarf an qualifizierte Fachleute überweist.

II. Anwendungsempfehlungen:

1. Qualifizierte Ausbildung:

Der Kommunikator sollte eine qualifizierte Ausbildung in hypnotischer Kommunikation haben, die auf anerkannten Standards und Richtlinien basiert. Eine kontinuierliche Weiterbildung und Supervision sind ebenfalls empfehlenswert, um die Fähigkeiten und Kenntnisse aktuell zu halten.

2. Informationsaustausch:

Der Kommunikator sollte dem Klienten oder Kunden angemessene Informationen über den Prozess, die Ziele und mögliche Risiken der hypnotischen Kommunikation geben. Es ist wichtig, dass der Klient oder Kunde alle erforderlichen Informationen hat, um eine informierte Entscheidung treffen zu können.

3. Respektieren individueller Unterschiede:

Jeder Mensch ist einzigartig, und der Kommunikator sollte die individuellen Unterschiede, Überzeugungen und Grenzen des Klienten oder Kunden respektieren. Eine individuelle Herangehensweise und einfühlsame Kommunikation sind entscheidend, um den persönlichen Bedürfnissen gerecht zu werden.

4. Kontinuierliche Bewertung und Evaluierung:

Der Kommunikator sollte kontinuierlich den Fortschritt des Klienten oder Kunden bewerten und evaluieren. Es ist wichtig sicherzustellen, dass die hypnotische Kommunikation die gewünschten Ergebnisse erzielt und den Klienten oder Kunden in seiner Entwicklung unterstützt.

Fazit:

Die ethischen Richtlinien und Anwendungsempfehlungen für hypnotische Kommunikation spielen eine entscheidende Rolle bei der Gewährleistung eines verantwortungsvollen und professionellen Umgangs mit Klienten oder Kunden. Durch Einhaltung dieser Richtlinien wird eine sichere und unterstützende

Umgebung geschaffen, in der Klient oder Kunde seine Ziele erreichen und sein volles Potenzial entfalten kann. Eine kontinuierliche Selbstreflexion und Weiterentwicklung auf Seiten des Kommunikators sind entscheidend, um professionelle Standards aufrechtzuerhalten und das Wohl des Klienten oder Kunden zu gewährleisten.

Schlusswort:
Die Meisterschaft der hypnotischen Kommunikation

Herzlichen Glückwunsch! Du hast gerade ein Buch über die Meisterschaft der hypnotischen Kommunikation beendet. In diesem Buch haben wir eingehend und umfassend die bedeutende Welt der hypnotischen Kommunikation erkundet und die Werkzeuge, Techniken und Grundlagen für ihren erfolgreichen Einsatz erlernt.

Die hypnotische Kommunikation ist eine kraftvolle Fähigkeit, die es uns ermöglicht, wirkungsvolle Botschaften zu vermitteln, das Verhalten anderer zu beeinflussen und positive Veränderungen herbeizuführen. Von der Therapie und dem Coaching bis hin zum Marketing und dem Verkauf spielen die Prinzipien der hypnotischen Kommunikation eine relevante Rolle, um Menschen zu unterstützen, zu motivieren und zu inspirieren.

Während unserer Reise durch die Welt der hypnotischen Kommunikation haben wir verschiedene Konzepte behandelt, angefangen bei den Grundlagen des Unterbewusstseins und der Suggestibilität bis hin zu fortgeschrittenen Techniken wie dem Einsatz von Sprachmustern, Storytelling und der Schaffung von Ankerpunkten. Wir haben die ethischen Implikationen und Verantwortlichkeiten eines Kommunikators in diesem Bereich beleuchtet und betont, wie wichtig es ist, verantwortungsvoll und respektvoll zu handeln.

Ein zentraler Punkt, den wir während unserer Erforschung der hypnotischen Kommunikation festgestellt haben, ist die Bedeutung der kontinuierlichen Weiterentwicklung und des Lernens. Die Welt der Kommunikation entwickelt sich ständig weiter, und um wirklich Meister der hypnotischen Kommunikation zu werden, müssen wir uns offen halten für neue Erkenntnisse, Methoden und Techniken. Wir sollen bereit sein, unsere Fähigkeiten durch praktische Übung, Feedback und Weiterbildung zu verbessern.

Dieses Buch hat dir das Grundwissen und die Werkzeuge vermittelt, um hypnotische Kommunikation auf eine leistungsstarke und ethisch integere Weise anzuwenden. Es hat dich eingeladen, die Geheimnisse des Unterbewusstseins zu erkunden, deine Kommunikationsfähigkeiten zu erweitern und andere positiv zu beeinflussen. Du hast gelernt, wirkungsvolle Botschaften zu entwickeln und die Macht der Sprache, der Metaphern und der emotionalen Resonanz einzusetzen.

Während du weiterhin deine Fähigkeiten in der hypnotischen Kommunikation verfeinerst, denke daran, dass Verantwortung und Ethik immer oberste Priorität behalten sollten. Respektiere die Grenzen und Persönlichkeiten der Menschen, mit denen du kommunizierst, und nutze deine Fähigkeiten, um ihr Wohl und ihr Wachstum zu fördern. Erinnere dich daran, dass hypnotische Kommunikation ein Werkzeug ist, um positive Veränderungen zu bewirken, und dass du als Meister der hypnotischen Kommunikation eine Verpflichtung hast, diese Fähigkeiten verantwortungsvoll einzusetzen.

Abschließend möchte ich mich bei dir bedanken, dass du dieses Buch über die Meisterschaft der hypnotischen Kommunikation gelesen hast. Indem du dich auf die Reise begeben hast, um deine Kommunikationsfähigkeiten zu verbessern, hast du bereits den ersten Schritt gemacht, um ein Meister in diesem Bereich zu werden. Ich wünsche dir viel Erfolg bei der Anwendung und Weiterentwicklung deiner hypnotischen Kommunikationsfähigkeiten. Mögest du Menschen inspirieren, motivieren und positive Veränderungen in ihrer Welt bewirken!

Alles Gute auf deiner Reise zur Meisterschaft der hypnotischen Kommunikation!

Mit herzlichen Grüßen,

Sven Frank